GUIDE de ma PREMIÈRE GROSSESSE

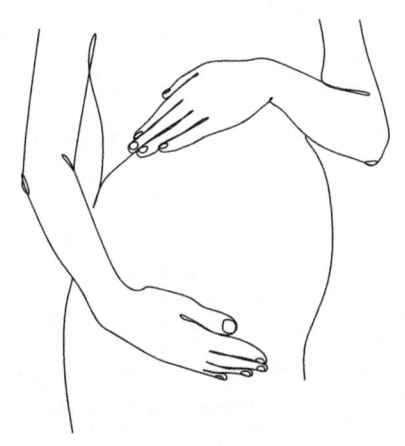

Tout ce qu'une future maman doit savoir pour une grossesse épanouissante.

Sophie Martin

Avant-Propos

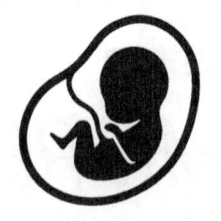

Chers lecteurs,

La grossesse est un moment magique et inoubliable de la vie d'une femme.
Durant cette période votre corps va subir de nombreux changements physiques et hormonaux et il est alors tout à fait normal de se poser tout un tas de questions.

Que vous soyez maman pour la première fois ou non, chaque grossesse est unique et apporte son lot de défis et de bonheurs.

Ce livre est là pour vous aider !

Vous trouverez ici les réponses à vos questions, y compris les plus simples, car il n'y a pas de questions bêtes !

Vous trouverez dans ce guide tous ce dont vous pouvez avoir besoin à chaque étape de votre grossesse.

Du commencement de votre grossesse, aux premiers jours de vie en compagnie de bébé, en passant par les démarches administratives et professionnelles nécessaires, à l'élaboration d'un projet de naissance, à la préparation à l'accouchement...

Toutes question que peut se poser une future maman trouve sa réponse ici !

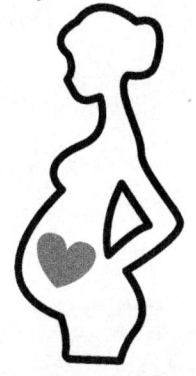

Ce livre sera pour vous une source d'informations et d'inspiration afin de vivre cette période avec confiance et sérénité.

Nous vous souhaitons une bonne lecture et une merveilleuse grossesse !

Une pensée inspirante pour les futures mamans

"Le miracle de la vie est jamais plus évident que lors de la naissance d'un enfant. Mais dans ce miracle, il y a aussi la réalité que la grossesse est une période de vulnérabilité et de préparation - un temps où les choix que nous faisons ont un impact sur notre propre santé et sur celle de notre enfant à naître."

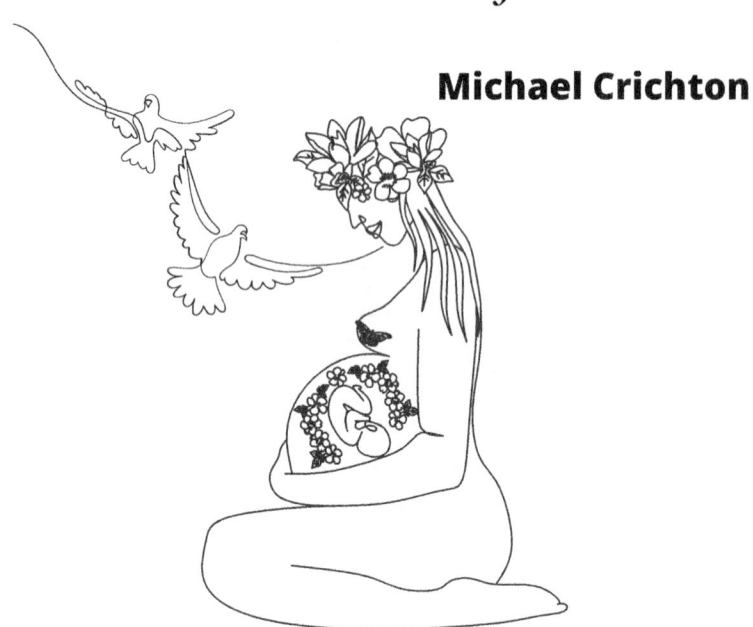

Michael Crichton

Sommaire

Sommaire 1

Chapitre I : Avant la grossesse 4

Les démarches administratives 5

Les démarches professionnelles 7

Le projet de naissance 9

Chapitre II : Le développement embryonnaire et foetal 10

L'échographie de datation 11

L'échographie du premier trimestre 13

Localisation du fœtus dans l'utérus 15

Évolution de l'embryon vers le fœtus 17

L'échographie du deuxième trimestre 19

Détection des anomalies congénitales 21

Détermination de l'âge exact du fœtus 23

Détermination du sexe du foetus 25

Taille et poids du fœtus 27

Développement rapide du fœtus 29

Mouvements de l'enfant 32

L'échographie du troisième trimestre 35

Chapitre III : Les symptômes et changements physiques pendant la grossesse 37

Changements hormonaux et physiques 38

Les aliments à éviter................41

Nausées matinales................43

Fatigue................45

Saignements légers................47

Douleurs abdominales................49

Changements d'humeur................52

Gêne physique accrue pour la mère............54

Contractions de Braxton Hicks................57

Chapitre IV : La préparation à l'accouchement **59**

La préparation à l'accouchement 60

La gestion de la douleur................62

La préparation à l'arrivée du bébé 64

Le sac de la salle de naissance................66

La valise de maternité 68

Chapitre V : L'accouchement **70**

Les différentes méthodes d'accouchement.71

Contractions régulières 73

Ouverture progressive du col de l'utérus 75

Canal de naissance 77

Expulsion du bébé et du placenta 79

Chapitre VI : Après l'accouchement ...81

Augmentation des hormones 82

Soins médicaux réguliers pour la mère et le bébé 85

Soutien pour l'allaitement 87

Gestion du stress et de la fatigue pour la mère 89

Récupération physique et émotionnelle après l'accouchement. 92

Chapitre VII : Le Post-Partum 94

Fatigue 95

Douleur 97

Saignements 99

Conseils pour la maman et bébé 101

Chapitre I : Avant la grossesse

Les démarches administratives

La grossesse est un moment excitant et unique dans la vie d'une femme, mais elle nécessite également quelques démarches administratives pour vous assurer que vous et votre bébé bénéficiez des soins et des avantages appropriés.

Pour confirmer votre grossesse, vous pouvez réaliser un test de grossesse à domicile ou consulter un médecin. Une fois confirmée, vous devrez effectuer les démarches administratives nécessaires pour préparer votre suivi médical et vos dépenses.

La première étape consistera donc à prendre rendez-vous avec votre médecin ou votre sage-femme pour un examen prénatal, qui permettra de surveiller la santé de votre bébé et de détecter d'éventuels problèmes.

Pour bénéficier de l'assurance maladie obligatoire en France, ainsi que d'une mutuelle complémentaire pour couvrir les frais supplémentaires, vous devrez vous inscrire à la Sécurité sociale. Cela vous permettra de bénéficier d'une prise en charge pour les examens prénataux, les échographies, les consultations et les frais liés à l'accouchement.

Si vous n'êtes pas assurée sociale, vous pouvez demander une prise en charge à 100 % des frais médicaux liés à la grossesse, y compris les consultations prénatales, les échographies, les analyses de sang, les médicaments et les hospitalisations, sous conditions de ressources.

Par ailleurs, la Caisse d'allocations familiales (Caf) peut vous fournir des prestations sociales en tant que femme enceinte. Pour recevoir les allocations prénatales et postnatales, vous devez déclarer votre grossesse à la Caf dès que possible.

En tant que future maman, vous avez également droit à un congé maternité rémunéré qui peut durer jusqu'à 16 semaines en France. Vous devez informer votre employeur de votre congé maternité au moins deux semaines à l'avance.

Enfin, vous pouvez également demander une allocation de base pour la naissance de votre enfant, qui est versée par la Caf et soumise à des conditions de ressources.

En résumé, les démarches administratives de la grossesse incluent la confirmation de la grossesse, les examens prénataux, l'inscription à la Sécurité sociale et à la mutuelle, la déclaration de la grossesse à la Caf, la demande de congé maternité et d'allocation de base. Il est crucial d'entamer ces démarches dès que possible pour bénéficier de tous les avantages et prestations auxquels vous avez droit en tant que future maman. Par ailleurs, pour une personne actuellement en emploi durant la période de la grossesse, des démarches professionnelles supplémentaires sont également à réaliser pour organiser le congé maternité et la reprise de travail après la naissance du bébé.

Les démarches professionnelles

Pour une future maman qui travaille, il est essentiel d'informer son employeur de sa grossesse dès que possible et de connaître ses droits en matière de protection de la maternité pour faire face à d'éventuelles discriminations. Si le travail est physiquement exigeant ou risqué, elle peut demander un aménagement de poste et travailler à temps partiel jusqu'à la fin de sa grossesse en informant son employeur deux semaines à l'avance. Ensuite, elle peut bénéficier d'un congé maternité rémunéré jusqu'à 16 semaines et d'un congé parental jusqu'à 3 ans en France en informant son employeur au moins deux mois avant la date prévue de départ.

Pendant ces congés, elle a droit à une indemnité de congé maternité ou de congé parental qui correspond à une partie de son salaire brut et qui est versée par la Sécurité sociale. En somme, il est primordial de prendre connaissance de ces démarches professionnelles dès que possible pour bien préparer sa vie professionnelle pendant et après sa grossesse.

En résumé, les démarches professionnelles de la grossesse comprennent l'information de votre employeur, la demande d'aménagement de poste, de temps partiel, de congé maternité, de congé parental, ainsi que la demande d'indemnités correspondantes. Il est important de connaître vos droits et de commencer ces démarches dès que possible pour préparer votre vie professionnelle pendant et après votre grossesse.

Le projet de naissance

Le projet de naissance est un document essentiel pour les futurs parents, leur permettant d'exprimer leurs préférences en matière d'accouchement et de soins postnataux pour eux-mêmes et leur bébé. En collaboration avec les professionnels de santé, les futurs parents peuvent indiquer leurs souhaits concernant les positions de naissance, la présence d'un accompagnant de leur choix, l'utilisation ou non d'analgésiques et les préférences pour les interventions médicales telles que la césarienne.

De plus, les préférences pour l'alimentation au sein ou au biberon, la proximité avec le bébé et la chambre individuelle ou partagée peuvent également être indiquées. Les méthodes de gestion de la douleur, telles que la relaxation, la méditation et l'aromathérapie, ainsi que les médicaments que les futurs parents ne souhaitent pas utiliser pendant l'accouchement peuvent également être inclus.

Cependant, il est important de noter que les plans de naissance ne garantissent pas que tous les souhaits pourront être respectés. Néanmoins, ils peuvent aider à communiquer les préférences aux professionnels de santé, ce qui peut conduire à un accouchement plus satisfaisant et positif pour la mère et le bébé. Il est donc crucial de réviser régulièrement le projet de naissance à mesure que la grossesse avance et que les préférences changent.

Chapitre II : Le développement embryonnaire et foetal

L'échographie de datation

L'échographie de datation est un examen important et courant qui permet de déterminer l'âge gestationnel et la date prévue de l'accouchement. Elle est généralement réalisée entre la 6ème et la 12ème semaine de grossesse. Aucune préparation spécifique n'est nécessaire, mais il est recommandé de boire beaucoup d'eau pour faciliter l'examen.

Lors de l'examen, le médecin ou le technicien en échographie applique un gel sur l'abdomen de la femme enceinte pour faciliter la transmission des ondes sonores. Ensuite, il utilise une sonde échographique pour visualiser l'utérus et l'embryon.

L'échographie de datation permet de mesurer la taille de l'embryon et du sac gestationnel, ce qui permet d'estimer l'âge gestationnel et la date prévue de l'accouchement. Elle permet également de vérifier si la grossesse est localisée dans l'utérus et d'évaluer les battements cardiaques de l'embryon. En effet, à partir de 6 semaines de grossesse, les battements cardiaques de l'embryon peuvent être détectés par échographie. Enfin, cet examen permet également de détecter les grossesses multiples, telles que les jumeaux ou les triplés.

L'échographie de datation est donc un examen important pour confirmer la présence de la grossesse, s'assurer que la grossesse se développe normalement et détecter les éventuelles complications précoces de la grossesse, telles qu'une grossesse ectopique. Il est donc recommandé aux femmes enceintes de réaliser cet examen afin de bénéficier d'un suivi médical optimal et de garantir une grossesse en bonne santé.

L'échographie du premier trimestre

L'échographie du premier trimestre est un examen courant et important réalisé au cours des premières semaines de la grossesse pour évaluer la croissance et le développement de l'embryon. Pour préparer l'examen, il est recommandé de boire beaucoup d'eau pour remplir la vessie, facilitant ainsi une meilleure visualisation de l'utérus et de l'embryon. L'examen dure généralement de 30 à 60 minutes et consiste à appliquer un gel sur l'abdomen de la femme enceinte pour faciliter la transmission des ondes sonores, puis à utiliser une sonde échographique pour visualiser l'utérus et l'embryon.

L'échographie permet d'évaluer la croissance de l'embryon en mesurant la longueur cranio-caudale de l'embryon, qui permet d'estimer l'âge gestationnel et la date prévue de l'accouchement. Elle permet également d'évaluer la clarté nucale pour évaluer le risque de certaines anomalies chromosomiques telles que la trisomie 21. L'échographie permet également de détecter les anomalies congénitales éventuelles, telles que les malformations cardiaques, les fentes labiales et palatines ou les anomalies de la colonne vertébrale.

De plus, l'échographie du premier trimestre permet d'évaluer le placenta et le liquide amniotique. Le placenta est vérifié pour détecter toute anomalie, telle que sa position ou son implantation, tandis que le liquide amniotique est vérifié pour s'assurer qu'il est présent en quantité suffisante. Enfin, si la femme enceinte attend des jumeaux, l'échographie du premier trimestre permet de vérifier leur nombre et leur position dans l'utérus.

En conclusion, l'échographie du premier trimestre est un examen crucial pour évaluer la croissance et le développement de l'embryon, détecter les anomalies congénitales éventuelles et estimer la date prévue de l'accouchement. Elle permet également d'évaluer le placenta et le liquide amniotique, ainsi que de vérifier le nombre et la position des jumeaux.

Localisation du fœtus dans l'utérus

L'emplacement du fœtus dans l'utérus peut avoir un impact sur la grossesse et la santé du bébé à naître.

La position du fœtus est un aspect important de la grossesse à prendre en compte pour le déroulement de l'accouchement. En général, à partir du troisième trimestre, le fœtus se retourne pour se positionner tête en bas, en présentation céphalique. Cette position est la plus fréquente et facilite un accouchement vaginal plus sûr et plus facile.

Cependant, dans certains cas, le fœtus peut être positionné en présentation du siège, avec son siège vers le bas, augmentant ainsi le risque de complications pendant l'accouchement et nécessitant souvent une césarienne. Dans de rares cas, le fœtus peut également être positionné de manière transversale, ce qui peut également augmenter les risques de complications et nécessiter une césarienne.

La position du fœtus peut également être décrite comme antérieure ou postérieure, en fonction de la position de sa colonne vertébrale par rapport à celle de la mère. En position antérieure, la colonne vertébrale du fœtus est tournée vers l'avant, tandis qu'en position postérieure, elle est tournée vers l'arrière. La position antérieure est considérée comme la plus courante et la plus favorable pour un accouchement vaginal réussi.

Il convient de souligner que la position du fœtus est un aspect crucial qui peut varier tout au long de la grossesse, ainsi qu'au moment de l'accouchement. Les professionnels de la santé surveillent régulièrement la position du fœtus lors des échographies prénatales et pendant l'accouchement, afin de s'assurer que tout se déroule normalement. Dans le cas où la position du fœtus pose un risque pour la santé de la mère ou du bébé, des mesures peuvent être prises pour aider à réorienter le fœtus. Par exemple, la version par manœuvre externe peut être utilisée, ou une césarienne peut être planifiée.

En somme, la position du fœtus dans l'utérus est un facteur important qui doit être surveillé de près pour garantir la santé de la mère et du bébé. Les professionnels de la santé sont habilités à évaluer la position du fœtus et à recommander les meilleures options de prise en charge en cas de besoin.

Évolution de l'embryon vers le fœtus

La grossesse est un voyage fascinant qui commence dès la fécondation de l'ovule par le spermatozoïde. La première étape de ce processus est la division cellulaire rapide du zygote, qui devient un groupe de cellules embryonnaires appelées blastomères. L'embryon se déplace ensuite dans la trompe de Fallope vers l'utérus, où il se fixe à la paroi utérine lors de la nidation.

Au cours des semaines suivantes, l'embryon subit des transformations majeures avec la formation de tous les organes et systèmes corporels. Le cerveau, la moelle épinière, le cœur, les poumons, les reins, les intestins et les membres commencent à se développer à partir de différentes couches embryonnaires. L'embryon devient alors un fœtus, qui continue de croître et de se développer rapidement au cours des semaines suivantes.

Le développement des organes et des membres se poursuit jusqu'à la semaine 12, où les doigts et les orteils deviennent plus distincts et les organes sexuels deviennent apparents. La période suivante est marquée par la formation de la peau, des cheveux, des poils sur les sourcils et les cils, et des capacités sensorielles du fœtus.

Au cours des dernières semaines de grossesse, les organes et les systèmes corporels continuent de mûrir et de se développer en préparation de la naissance. Les poumons, par exemple, se développent et mûrissent pour que le fœtus puisse respirer de manière autonome après la naissance. À partir de la 37ème semaine de grossesse, le fœtus est considéré à terme et prêt à naître.

La naissance peut survenir spontanément ou être déclenchée par des soins médicaux si nécessaire, entre la 38ème et la 42ème semaine de grossesse. Quelle que soit la façon dont elle se produit, la naissance marque la fin de la grossesse et le début d'une nouvelle vie pour le bébé et la mère.

L'échographie du deuxième trimestre

La deuxième échographie de grossesse, également connue sous le nom d'« échographie morphologique » ou « échographie de dépistage », est généralement réalisée vers la 20e semaine de gestation pour vérifier que la grossesse se déroule normalement et que le fœtus se développe correctement. Elle permet également de mesurer la croissance du fœtus, y compris son poids, sa taille et son périmètre crânien, et de vérifier la position du placenta, le volume de liquide amniotique et le fonctionnement du cordon ombilical.

Lors de l'échographie, la patiente est allongée sur une table d'examen et un gel est appliqué sur son abdomen pour faciliter la transmission des ondes sonores. Le médecin ou l'échographiste utilise une sonde d'échographie pour produire des images en temps réel de l'utérus et du fœtus sur un écran. Le fœtus est examiné sous différents angles pour mesurer son développement et détecter d'éventuelles anomalies. Les organes et les structures clés du fœtus sont examinés, y compris le cerveau, le cœur, les poumons, le foie, les reins et les membres, et des mesures de croissance sont prises, notamment la longueur du fémur, la circonférence de l'abdomen et le diamètre de la tête.

Si tout est normal, les résultats de l'échographie seront rassurants pour les parents. Cependant, si une anomalie est détectée, le médecin discutera avec les parents des options de traitement ou de gestion de la situation. Par ailleurs, si les parents souhaitent connaître le sexe du fœtus, cela peut être déterminé lors de l'échographie. Ils peuvent ensuite choisir de révéler ou de garder secret le résultat.

Il est important pour la patiente de boire beaucoup d'eau avant l'examen pour aider à remplir la vessie et faciliter l'observation du fœtus. Les parents doivent également apporter une liste de questions ou de préoccupations à discuter avec le médecin ou l'échographiste. Si tout est normal, les résultats de l'échographie seront rassurants pour les parents. Cependant, si une anomalie est détectée, le médecin discutera avec les parents des options de traitement ou de gestion de la situation. De plus, si le sexe du fœtus est déterminé, les parents peuvent choisir de connaître le résultat ou de le garder secret.

En conclusion, la deuxième échographie de grossesse est une étape importante dans le suivi de la grossesse et permet de dépister d'éventuelles anomalies fœtales. Les parents doivent être préparés à poser des questions et à discuter de tout résultat anormal avec leur médecin. Ils peuvent ainsi être rassurés ou recevoir un soutien adéquat si nécessaire.

Détection des anomalies congénitales

La détection précoce des anomalies congénitales est importante pour la prise en charge médicale du fœtus et pour permettre aux parents de faire des choix éclairés concernant leur grossesse et l'avenir de leur enfant.

Il est important pour les parents de comprendre les différentes méthodes de dépistage des anomalies congénitales disponibles pour eux. L'échographie est la méthode la plus courante et peut être effectuée à différents stades de la grossesse pour détecter des anomalies structurelles et de croissance du fœtus. Les tests de dépistage prénatal sont généralement effectués entre la 11ème et la 14ème semaine de grossesse et sont conçus pour détecter des anomalies chromosomiques, telle que la trisomie 21. Ils peuvent inclure une analyse de sang maternel et une échographie. L'amniocentèse est une procédure plus invasive qui consiste à prélever un échantillon de liquide amniotique pour détecter des anomalies chromosomiques et d'autres problèmes de santé. Elle est généralement effectuée entre la 15ème et la 20ème semaine de grossesse. La biopsie de trophoblaste est une autre procédure qui consiste à prélever un petit échantillon de tissu placentaire pour détecter des anomalies chromosomiques et d'autres problèmes de santé, et elle est généralement effectuée entre la

11ème et la 14ème semaine de grossesse. Enfin, le dépistage génétique peut être effectué avant la conception ou pendant la grossesse pour détecter des mutations génétiques qui peuvent causer des anomalies congénitales. Les parents doivent discuter avec leur médecin des différentes options de dépistage pour décider de la meilleure approche pour leur grossesse.

Il est important de noter que toutes les méthodes de détection précoce des anomalies congénitales comportent des risques et des limitations. Les parents doivent être bien informés des avantages et des inconvénients de chaque méthode de dépistage avant de prendre une décision.

Si une anomalie congénitale est détectée pendant la grossesse, les parents peuvent être référés à un spécialiste pour des soins de suivi. Ce dernier pourra les conseiller sur la prise en charge médicale de la grossesse et de l'enfant à naître. Les options de traitement peuvent inclure une surveillance accrue pendant la grossesse, une intervention médicale après la naissance ou une intervention chirurgicale. Il est essentiel que les parents soient bien informés de ces options afin de prendre les meilleures décisions pour leur enfant et leur famille.

Détermination de l'âge exact du fœtus

La détermination de l'âge exact du fœtus est importante pour la gestion de la grossesse et pour s'assurer que le développement fœtal se déroule normalement.

Il existe plusieurs méthodes pour déterminer l'âge gestationnel exact du fœtus, chacune ayant ses avantages et ses limites.

La méthode la plus simple est de demander la date de la dernière menstruation de la mère, ce qui peut être utilisé pour calculer l'âge gestationnel en fonction de la durée normale de la grossesse. L'échographie est une méthode plus précise, mesurant la taille du fœtus lors de la première échographie entre la 8ème et la 12ème semaine de grossesse, et les échographies suivantes permettent de suivre la croissance et le développement fœtal.

La mesure de la longueur du col de l'utérus est une autre méthode utilisée lors de la première visite prénatale pour estimer l'âge gestationnel. Des tests sanguins peuvent également être utilisés pour mesurer les niveaux de certaines hormones produites par le placenta et le fœtus.

Il est important de noter que chaque méthode comporte ses propres limites et que des résultats différents peuvent être obtenus. Dans certains cas, une combinaison de méthodes peut être utilisée pour déterminer l'âge gestationnel avec précision.

La détermination de l'âge gestationnel exact est cruciale pour garantir une grossesse normale et une prise en charge médicale appropriée. Elle permet également aux médecins de surveiller la croissance et le développement fœtal et de détecter les problèmes de santé dès que possible.

Détermination du sexe du foetus

La détermination du sexe de bébé est un processus fascinant et complexe qui se produit dès la conception.

La détermination du sexe de bébé commence au moment de la conception, lorsque l'ovule de la mère est fécondé par un spermatozoïde du père. Les spermatozoïdes sont porteurs de chromosomes sexuels X ou Y, tandis que les ovules ne portent que des chromosomes X. Lorsque le spermatozoïde porteur d'un chromosome X féconde l'ovule, le fœtus sera féminin (XX), tandis que si le spermatozoïde porteur d'un chromosome Y féconde l'ovule, le fœtus sera masculin (XY).

Cependant, il est important de noter que la détermination du sexe n'est pas toujours aussi simple. Parfois, des erreurs génétiques ou des variations hormonales peuvent influencer le développement sexuel du fœtus, conduisant à des conditions intersexes ou des variations de genre.
Il existe plusieurs méthodes pour déterminer le sexe de bébé avant la naissance. L'une des méthodes les plus courantes est l'échographie, qui utilise des ondes sonores pour produire des images du fœtus en développement. L'échographie peut être effectuée à tout moment de la grossesse, mais les résultats peuvent être plus précis à partir de la

18ème semaine de grossesse. Une autre méthode consiste à effectuer une analyse du sang de la mère pour détecter la présence de l'ADN fœtal, qui peut révéler le sexe du fœtus avec une grande précision. Après la naissance, le sexe de bébé peut être déterminé en examinant les organes génitaux externes. Les garçons ont un pénis et des testicules, tandis que les filles ont une vulve et des ovaires.
Les chromosomes sexuels masculins et féminins ont des différences importantes. Les femmes ont deux chromosomes X, tandis que les hommes ont un chromosome X et un chromosome Y. Le chromosome X contient de nombreux gènes qui sont importants pour le développement sexuel et reproductif, ainsi que pour d'autres fonctions corporelles. Le chromosome Y est plus petit et contient moins de gènes, mais il est essentiel pour le développement des organes génitaux masculins.

En fin de compte, la détermination du sexe de bébé est un processus complexe et fascinant qui dépend d'une variété de facteurs génétiques et environnementaux. Les parents peuvent avoir une grande curiosité et anticipation pour connaître le sexe de leur bébé, mais il est important de se rappeler que le sexe ne définit pas l'identité de genre de l'enfant.

Taille et poids du fœtus

La taille et le poids du fœtus sont des mesures importantes pendant la grossesse, car elles indiquent la croissance et le développement de l'enfant à naître.

La taille et le poids du fœtus sont des mesures cruciales qui évoluent considérablement tout au long de la grossesse. La taille est généralement mesurée de la tête aux pieds à l'aide de la longueur crânio-caudale (LCC) lors des échographies de routine. La mesure du poids, quant à elle, est évaluée en utilisant des formules basées sur la taille du fœtus et la circonférence abdominale de la mère. Ces mesures permettent d'estimer l'âge gestationnel et le poids du fœtus.

Au cours des 12 premières semaines de grossesse, le fœtus mesure environ 5,5 cm de long et pèse environ 14 grammes. Pendant les semaines 13 à 26, la taille du fœtus augmente jusqu'à environ 20 cm et son poids atteint environ 450 grammes. Dans les semaines 27 à 40, le fœtus continue de croître rapidement, atteignant une taille d'environ 45 cm et un poids compris entre 2,5 et 3,8 kilos. Toutefois, il est important de souligner que ces mesures sont des estimations et peuvent varier considérablement en fonction de facteurs tels que la génétique et la santé de la mère.
La mesure de la taille et du poids du fœtus est cruciale pour la santé de la mère et du bébé. Ces

mesures permettent de déterminer si le fœtus se développe normalement et si la grossesse se déroule sans complication. Si la taille ou le poids du fœtus est anormal, cela peut indiquer un risque accru de complications telles que le retard de croissance intra-utérin (RCIU) ou la macrosomie (un bébé de taille supérieure à la normale).

En outre, la mesure de la taille et du poids du fœtus est essentielle pour la planification de l'accouchement. Si le fœtus est de taille supérieure à la normale, cela peut nécessiter des soins spéciaux pour prévenir des complications telles que la dystocie des épaules ou la césarienne. En somme, la mesure de la taille et du poids du fœtus joue un rôle crucial dans la santé et la sécurité de la mère et de son bébé.

En conclusion, la mesure de la taille et du poids du fœtus est un indicateur important de la santé de la mère et du bébé pendant la grossesse. Les professionnels de la santé surveillent régulièrement la taille et le poids du fœtus pour s'assurer que tout se déroule comme il se doit. Les mesures permettent de déterminer si des mesures supplémentaires doivent être prises pour assurer une grossesse en bonne santé et un accouchement sans complications.

Développement rapide du fœtus

Le développement rapide du fœtus est l'un des aspects les plus fascinants et importants de la grossesse. Au cours des neuf mois de gestation, le fœtus se développe à un rythme incroyable, passant d'une cellule unique à un petit être humain à part entière.

Au cours des premières semaines de la grossesse, le fœtus est appelé embryon. Il commence comme une simple cellule, qui se divise ensuite en deux, puis en quatre, puis en huit, et ainsi de suite. À mesure que les cellules se multiplient, elles se spécialisent en différents types de tissus et d'organes.

À la fin de la quatrième semaine de grossesse, l'embryon mesure environ 5 mm de long et ressemble à un petit haricot. Il a des bourgeons pour les bras et les jambes, une tête distincte avec des yeux et des oreilles, et un cœur qui commence à battre.

Vers la fin du premier trimestre, l'embryon est devenu un fœtus et mesure environ 9 cm de long. Les organes vitaux sont formés, y compris le cerveau, les poumons, le foie, les reins et le cœur. Les doigts et les orteils sont distincts et les os commencent à se former.

Au cours du deuxième trimestre, le fœtus connaît une croissance et un développement rapide. Il double sa taille à plusieurs reprises et passe de 9 cm à environ 30 cm à la fin du trimestre.

À partir de la 20e semaine de grossesse, les organes et les structures du fœtus sont suffisamment développés pour être détectés lors d'une échographie de dépistage. Le fœtus devient plus actif et la mère peut sentir les premiers mouvements, appelés mouvements fœtaux.

Au cours du deuxième trimestre, le système nerveux central se développe rapidement, et le fœtus commence à réagir aux stimuli externes, tels que les sons et la lumière. Les poumons commencent également à produire des mouvements respiratoires, bien que le fœtus ne respire pas encore l'air.

Au cours du troisième trimestre, le fœtus continue de croître et de se développer rapidement, atteignant une taille moyenne de 50 cm et un poids moyen de 3,5 kg à la naissance.

Les organes et les structures du fœtus sont maintenant matures, et le cerveau continue de se développer rapidement, avec des neurones se connectant à un rythme effréné. Les poumons se préparent à la respiration en produisant du surfactant, une substance qui aide à maintenir les alvéoles pulmonaires ouvertes.

Le fœtus prend également du poids rapidement au cours du troisième trimestre, avec une accumulation de graisse sous la peau qui aide à réguler la température corporelle après la naissance.

En conclusion, le développement rapide du fœtus pendant la grossesse est un processus complexe et fascinant. Les étapes de développement sont minutieusement contrôlées par des signaux hormonaux et des facteurs génétiques pour assurer une croissance et un développement sains. Bien que chaque grossesse soit unique, il est important de comprendre les grandes étapes de développement afin de mieux comprendre les besoins nutritionnels et les soins appropriés à apporter pour assurer la santé de la mère et du fœtus.

Mouvements de l'enfant

Les mouvements de l'enfant, également appelés "mouvements foetaux", sont l'un des signes les plus palpables de la vie du fœtus pendant la grossesse. C'est un moment excitant pour les futurs parents car c'est une preuve tangible de la croissance et du développement de leur bébé.

Les mouvements de l'enfant sont un moment important pour les femmes enceintes, car ils sont souvent un signe tangible de la vie qui grandit à l'intérieur d'elles. Les professionnels de la santé recommandent de surveiller les mouvements de l'enfant et de signaler tout changement important ou tout ralentissement des mouvements au médecin. Des mouvements irréguliers ou un manque de mouvements peuvent être des signes de complications potentielles, tels que des problèmes de santé pour le bébé ou un risque accru de fausse couche.

Il y a plusieurs types de mouvements de l'enfant, chacun ayant sa propre sensation unique. Les coups sont des mouvements brusques et soudains qui se sentent comme des petits coups à l'intérieur de l'utérus. Les mouvements de roulement sont des mouvements plus fluides où le fœtus semble rouler ou se déplacer dans l'utérus. Les mouvements d'étirement sont des mouvements où le fœtus étire ses bras ou ses jambes, ce qui peut parfois être visible à travers la peau du ventre de la mère. Les hoquets sont des mouvements plus doux et plus réguliers où le fœtus a des hoquets, ce qui peut être ressenti comme des secousses régulières dans l'utérus. Il est important de noter que chaque bébé aura un modèle de mouvements unique et que les mouvements peuvent varier en intensité et en fréquence.

En général, les mouvements de l'enfant augmentent en fréquence et en intensité au fur et à mesure que la grossesse avance. Cela est dû à la croissance et au développement du bébé, ainsi qu'à la diminution de l'espace disponible dans l'utérus. Les femmes enceintes peuvent encourager les mouvements de leur bébé en se reposant sur le côté gauche ou en mangeant des aliments sucrés. Les mouvements réguliers de l'enfant peuvent également aider à établir un lien entre la mère et son bébé, en permettant à la mère de se sentir plus proche de son bébé avant sa naissance.

Au cours de la grossesse, surveiller les mouvements de l'enfant est crucial pour évaluer la santé et le bien-être du fœtus. Si vous constatez que les mouvements sont moins fréquents ou diminuent, il est essentiel de contacter rapidement votre médecin ou sage-femme, car cela pourrait être un indicateur de problèmes de santé pour le bébé.
En effet, les mouvements de l'enfant sont un signe important de la croissance et du développement du fœtus pendant la grossesse, et leur surveillance doit être une priorité. Chaque femme peut ressentir les

mouvements de son bébé différemment, mais ils restent un indicateur clé de la santé du fœtus.

En somme, il est primordial de prêter attention aux mouvements de l'enfant tout au long de la grossesse et de signaler immédiatement toute diminution ou changement de fréquence à votre professionnel de la santé. En faisant cela, vous assurez la santé et le bien-être de votre bébé.

L'échographie du troisième trimestre

L'échographie du troisième trimestre de grossesse, généralement réalisée entre la 32ème et la 36ème semaine de gestation, est un examen important pour surveiller la croissance et le développement fœtal ainsi que la santé de la mère. Cette échographie, souvent appelée "échographie de croissance" ou "échographie de surveillance fœtale", permet de vérifier que la croissance du fœtus est normale et que le développement se poursuit normalement. Elle évalue également la quantité de liquide amniotique dans l'utérus, vérifie la position du placenta et son degré de maturité, évalue la circulation sanguine dans le cordon ombilical et les vaisseaux sanguins fœtaux, examine la structure de l'utérus et des ovaires, et détermine la position et l'engagement de la tête fœtale.

Lors de l'échographie, la patiente est allongée sur une table d'examen et un gel est appliqué sur son abdomen pour faciliter la transmission des ondes sonores. Le médecin ou l'échographiste utilise une sonde d'échographie pour produire des images en temps réel de l'utérus et du fœtus sur un écran. Le fœtus est examiné sous différents angles pour mesurer sa croissance et vérifier sa position, tandis que les organes et les structures clés du fœtus sont examinés, y compris le cerveau, le cœur, les poumons, le foie, les reins et les membres.

Si les résultats de l'échographie sont normaux, cela rassurera les parents. Cependant, si une anomalie est détectée, le médecin discutera avec les parents des options de traitement ou de gestion de la situation. Le médecin peut recommander une surveillance plus étroite de la croissance et du développement fœtal ou discuter de la possibilité d'une naissance prématurée.

Avant l'examen d'échographie du troisième trimestre de grossesse, il est recommandé de boire beaucoup d'eau pour faciliter l'observation du fœtus en remplissant la vessie. Les parents devraient également apporter une liste de questions ou de préoccupations à discuter avec le médecin ou l'échographiste. Pour se sentir soutenus, ils peuvent également choisir de faire appel à un accompagnant ou un membre de leur famille pendant l'examen.
En résumé, l'échographie du troisième trimestre est une étape cruciale dans la surveillance de la grossesse et permet de vérifier la croissance et le développement fœtal ainsi que la santé de la mère. Les parents doivent être préparés à poser des questions et à discuter de tout résultat anormal avec leur médecin pour être bien informés sur la santé de leur bébé et leur propre santé.

Chapitre III : Les symptômes et changements physiques pendant la grossesse

Changements hormonaux et physiques

La grossesse est une période de grands changements physiques et hormonaux pour la femme enceinte. Ces changements sont nécessaires pour soutenir la croissance et le développement du fœtus.

Les changements hormonaux pendant la grossesse sont essentiels pour soutenir la croissance et le développement du fœtus. L'hCG, produite par le placenta, est responsable du maintien de la grossesse et stimule également la production d'autres hormones telles que la progestérone et l'oestrogène. La progestérone est produite par le corps jaune dans les ovaires et maintient la muqueuse utérine pour accueillir l'œuf fécondé et prépare les seins pour l'allaitement. L'oestrogène, produit par le placenta et les ovaires, aide à maintenir la grossesse en stimulant la croissance de l'utérus et des seins. La relaxine, produite par le corps jaune et le placenta, aide à relâcher les muscles et les ligaments dans le bassin pour faciliter l'accouchement.

Les changements physiques de la grossesse sont également importants pour la croissance du fœtus. L'utérus commence à se dilater dès les premières semaines pour accueillir le fœtus en croissance. Au cours du troisième trimestre, il peut atteindre jusqu'à 500 fois sa taille normale. La femme enceinte prend du poids pour soutenir la croissance du fœtus et préparer le corps pour l'accouchement, mais cela varie selon les femmes et dépend de plusieurs facteurs. La production d'oestrogène pendant la grossesse peut causer des changements cutanés tels que des taches de pigmentation sur le visage, des vergetures et une augmentation de la pilosité. Les seins augmentent de taille et produisent également du colostrum, un liquide riche en nutriments qui nourrit le bébé après la naissance. Cependant, pendant la grossesse, les niveaux d'hormones peuvent ralentir la digestion et causer des brûlures d'estomac, des ballonnements et de la constipation. Le corps produit également plus de sang pour répondre aux besoins du fœtus en croissance, ce qui peut causer une légère augmentation de la pression artérielle et des gonflements dans les jambes et les pieds.

En sommes, la grossesse est un processus qui implique de nombreux changements hormonaux et physiques interconnectés. Les hormones de la grossesse sont essentielles pour maintenir la grossesse et soutenir la croissance et le développement du fœtus. L'hCG, la progestérone, l'oestrogène et la relaxine sont toutes produites par le corps de la femme enceinte et jouent des rôles importants dans la grossesse. Ces hormones peuvent également avoir des effets variés sur le corps, y compris sur la peau, les cheveux, les seins et le système digestif. Les changements physiques qui accompagnent la grossesse incluent l'élargissement de l'utérus, le gain de poids, les modifications de la posture et les gonflements des jambes et des pieds. Il est important pour les femmes enceintes de consulter régulièrement leur médecin pour s'assurer que leur grossesse se déroule bien et de prendre soin d'elles-mêmes pour assurer une grossesse saine et un accouchement réussi.

Les aliments à éviter

Pendant la grossesse, il est important de faire attention à votre alimentation pour assurer la santé de votre bébé. Il y a certains aliments que vous devriez éviter pour éviter les risques de contamination par des bactéries ou des parasites.

Les poissons comme le requin, le thon, le maquereau, le saumon, la truite arc-en-ciel, la perche, l'anguille et la carpe sont souvent contaminés par le mercure. Les niveaux de mercure dans ces poissons peuvent être dangereux pour votre bébé. Vous pouvez manger jusqu'à 2 portions de poisson par semaine, mais évitez les poissons contenant du mercure.

Les viandes crues ou mal cuites comme le boeuf, le porc, l'agneau, la volaille, les abats et les produits de charcuterie comme le jambon et les saucisses peuvent être contaminés par des bactéries telles que la listeria, la salmonelle et l'E. coli. Ces bactéries peuvent être dangereuses pour votre bébé.

Les oeufs crus ou mal cuits peuvent également être contaminés par la salmonelle. Vous devriez éviter les aliments contenant des oeufs crus ou mal cuits tels que la mayonnaise maison, la pâte à biscuit crue et les desserts contenant des oeufs crus.

Les fromages à pâte molle comme le brie, le camembert, le roquefort, le feta et le fromage de chèvre sont souvent fabriqués à partir de lait cru et peuvent être contaminés par la listeria.

Les germes et les pousses crus comme les graines de luzerne, de soja, de tournesol et de fenugrec peuvent être contaminés par des bactéries nocives.
Les fruits et légumes non lavés peuvent contenir des bactéries et des pesticides. Lavez toujours vos fruits et légumes avant de les manger.
L'alcool peut être dangereux pour votre bébé et augmenter le risque de malformations congénitales et de troubles du développement.

En résumé, pendant la grossesse, évitez les poissons contenant du mercure, les viandes et les produits de charcuterie crus ou mal cuits, les oeufs crus ou mal cuits, les fromages à pâte molle et à croûte fleurie, les germes et les pousses crus, les fruits et légumes non lavés et les boissons alcoolisées. Mangez des aliments frais et bien cuits pour assurer la santé de votre bébé.

Nausées matinales

Les nausées matinales sont l'un des symptômes les plus courants pendant la grossesse, en particulier pendant le premier trimestre. Elles peuvent survenir à tout moment de la journée et pas seulement le matin. Les nausées matinales sont généralement bénignes et ne nécessitent pas de traitement médical, mais elles peuvent être très inconfortables pour la femme enceinte.

Les causes exactes des nausées matinales ne sont pas connues, mais il est probable qu'elles soient liées à l'augmentation des niveaux d'hormones de grossesse, en particulier de l'hormone chorionique gonadotrope (HCG) et des œstrogènes. Ces hormones peuvent provoquer une irritation de l'estomac et de l'intestin, ce qui peut entraîner des nausées et des vomissements.

Les nausées matinales peuvent être aggravées par une alimentation déséquilibrée, une fatigue excessive, le stress, une odeur forte ou une situation de stress émotionnel. Certaines femmes peuvent également être plus susceptibles aux nausées matinales en raison de facteurs tels que le tabagisme ou une prédisposition génétique.

Il existe plusieurs mesures que les femmes enceintes peuvent prendre pour soulager les nausées matinales, tels que :

- Évitez les aliments gras, épicés ou acides.
- Mangez de petits repas fréquents tout au long de la journée plutôt que de gros repas.
- Évitez les aliments qui ont une forte odeur ou qui sont difficiles à digérer.
- Buvez beaucoup d'eau pour rester hydraté.
- Évitez de vous allonger immédiatement après avoir mangé.
- Évitez les odeurs fortes et les situations stressantes.

Dans certains cas, des médicaments peuvent être prescrits pour aider à soulager les nausées matinales sévères. Il est important de discuter avec un médecin avant de prendre tout médicament pendant la grossesse.

En général, les nausées matinales s'améliorent au cours du deuxième trimestre de la grossesse, lorsque les niveaux d'hormones de grossesse se stabilisent. Cependant, certaines femmes peuvent continuer à avoir des nausées tout au long de leur grossesse.

Fatigue

La fatigue est un symptôme fréquent de la grossesse qui peut affecter jusqu'à 90% des femmes enceintes. Bien que cela puisse sembler normal pour les femmes enceintes, la fatigue peut avoir un impact significatif sur la qualité de vie et la capacité à faire face aux exigences de la grossesse et de la vie quotidienne.

La fatigue pendant la grossesse est un symptôme courant causé par plusieurs facteurs. Les changements hormonaux qui se produisent pendant la grossesse, tels que la production de progestérone en grande quantité, peuvent entraîner de la somnolence. En outre, le corps de la mère doit fournir de l'énergie supplémentaire pour soutenir la croissance du fœtus et pour les changements physiques du corps de la mère. Les femmes enceintes peuvent également avoir du mal à dormir confortablement, souffrir d'insomnie, de ronflements et de mouvements du fœtus qui peuvent perturber leur sommeil. De plus, une carence en fer est fréquente chez les femmes enceintes et peut causer de la fatigue.
Les symptômes de la fatigue pendant la grossesse peuvent être nombreux. Les femmes enceintes peuvent ressentir une somnolence excessive pendant la journée, avoir du mal à se concentrer ou à rester alertes pendant de longues périodes, et éprouver de l'irritabilité et de l'anxiété. Elles peuvent également ressentir un manque d'énergie

généralisé, ce qui peut les rendre moins motivées pour accomplir les tâches quotidiennes, augmentant ainsi le stress et l'anxiété.

Pour soulager la fatigue de la grossesse, les femmes enceintes doivent prendre soin d'elles-mêmes en se reposant autant que possible, en prenant des pauses régulières pendant la journée et en dormant suffisamment la nuit. Une alimentation équilibrée, riche en nutriments et en vitamines, peut également aider à maintenir les niveaux d'énergie et à lutter contre la fatigue. De même, l'activité physique modérée peut aider à augmenter les niveaux d'énergie et à améliorer l'humeur. Les femmes enceintes devraient éviter les déclencheurs de fatigue tels que les aliments sucrés et transformés, l'alcool et la caféine, qui peuvent tous contribuer à la fatigue. Elles peuvent également envisager de prendre des siestes courtes pendant la journée pour recharger leurs batteries. En suivant ces conseils simples, les femmes enceintes peuvent minimiser les effets de la fatigue de la grossesse et se sentir plus énergiques et en meilleure santé.

Enfin, il est important de consulter un professionnel de la santé si la fatigue est sévère ou persistante, car elle peut être un symptôme d'autres problèmes de santé tels que l'anémie ou l'hypothyroïdie.

Saignements légers

Les saignements légers pendant la grossesse sont fréquents et peuvent être causés par divers facteurs. Bien qu'ils puissent être inoffensifs, ils peuvent également être le signe de problèmes de santé plus graves. Il est donc important de comprendre les causes possibles des saignements légers pendant la grossesse et de prendre les mesures appropriées pour préserver sa santé et celle de son bébé à naître.

Les saignements légers pendant la grossesse peuvent avoir différentes causes, chacune nécessitant une attention médicale particulière. Parfois, ils sont dus à l'implantation de l'ovule fécondé dans l'utérus, un événement normal qui survient généralement une semaine après la conception. Cependant, dans de rares cas, ils peuvent être un signe d'une grossesse extra-utérine ou d'une fausse couche qui se produit généralement au cours des premières semaines de grossesse. Le placenta qui se développe trop bas dans l'utérus ou des infections et polypes utérins peuvent également provoquer des saignements légers.

Si une femme enceinte présente des saignements légers, elle doit contacter immédiatement son médecin pour déterminer la cause sous-jacente et obtenir le traitement approprié. Le médecin peut recommander des tests tels qu'une échographie ou des analyses de sang pour détecter des infections.

Il est crucial de noter que si les saignements sont abondants, s'accompagnent de douleurs abdominales intenses ou de vertiges, une attention médicale immédiate est nécessaire pour préserver la santé de la mère et de son bébé à naître. Dans tous les cas, la vigilance et le suivi médical étroit sont essentiels pour garantir une grossesse en bonne santé et un accouchement réussi.

Le traitement des saignements légers dépend de la cause sous-jacente. Si les saignements sont dus à une infection, des antibiotiques peuvent être prescrits.

Douleurs abdominales

Les douleurs abdominales sont un symptôme fréquent pendant la grossesse, mais leur cause peut être variable. Certaines douleurs sont normales, liées à la croissance de l'utérus qui exerce une pression sur les organes environnants. Les contractions utérines, quant à elles, peuvent indiquer un travail prématuré et être accompagnées de douleurs abdominales. Les gaz intestinaux et la constipation, des problèmes digestifs courants pendant la grossesse, peuvent également causer des douleurs abdominales.

Cependant, certaines douleurs abdominales pendant la grossesse peuvent indiquer un problème de santé plus grave. Les infections urinaires, par exemple, sont courantes pendant la grossesse et peuvent causer des douleurs abdominales. La pré-éclampsie, une complication grave de la grossesse, peut également entraîner des douleurs abdominales, ainsi que des maux de tête et une pression artérielle élevée. Les fibromes utérins, qui sont des tumeurs bénignes, peuvent également causer des douleurs abdominales pendant la grossesse. La torsion ovarienne, bien que rare, est une complication grave qui peut également causer des douleurs abdominales pendant la grossesse.
Il est donc important de consulter un médecin si les douleurs abdominales pendant la grossesse persistent ou s'aggravent, surtout si elles sont accompagnées d'autres symptômes tels que des

saignements, des contractions ou des pertes vaginales. Le suivi médical étroit est essentiel pour assurer une grossesse en bonne santé et un accouchement réussi.

Les douleurs abdominales pendant la grossesse peuvent être le signe de différents problèmes de santé, certains étant plus graves que d'autres. Elles peuvent également être accompagnées d'autres symptômes tels que des nausées, des vomissements, des diarrhées, des brûlures d'estomac, des douleurs pendant la miction et des saignements vaginaux. Dans ces cas, il est important de consulter un médecin immédiatement pour déterminer la cause sous-jacente des douleurs et recevoir un traitement approprié.

Le traitement des douleurs abdominales pendant la grossesse dépend de la cause sous-jacente. Si les douleurs sont causées par la croissance de l'utérus, les contractions utérines, les gaz intestinaux ou la constipation, des changements de régime alimentaire et de style de vie peuvent aider à soulager les douleurs. Par exemple, manger des aliments riches en fibres, boire beaucoup d'eau, faire de l'exercice régulièrement et éviter les aliments qui déclenchent les gaz peuvent être bénéfiques.

Si les douleurs abdominales sont causées par une infection urinaire, des antibiotiques peuvent être prescrits. Dans les cas plus graves de prééclampsie, une hospitalisation peut être nécessaire pour surveiller la santé de la mère et du fœtus.

En somme, il est important de prendre les douleurs abdominales pendant la grossesse au sérieux et de consulter un médecin dès que possible pour assurer la santé et la sécurité de la mère et du fœtus. Le traitement approprié dépendra de la cause sous-jacente des douleurs.

Changements d'humeur

Les changements d'humeur sont fréquents pendant la grossesse et peuvent être causés par des facteurs physiques, émotionnels et hormonaux. Les fluctuations hormonales, en particulier, peuvent affecter l'humeur d'une femme enceinte de manière significative.

Les changements d'humeur pendant la grossesse peuvent être causés par divers facteurs, tels que les niveaux d'hormones tels que l'oestrogène et la progestérone qui augmentent considérablement pendant cette période, les changements physiques liés à la grossesse, ainsi que les changements de mode de vie et les préoccupations financières. Ces facteurs peuvent causer du stress émotionnel, qui peut affecter l'humeur de la femme enceinte et conduire à des symptômes tels que l'anxiété, la dépression, l'irritabilité, la fatigue et les sautes d'humeur.

Pour traiter les changements d'humeur pendant la grossesse, les options de traitement dépendent de la gravité et de la cause sous-jacente des symptômes. La thérapie comportementale et cognitive (TCC) peut aider à gérer les pensées et les comportements négatifs associés à l'anxiété et à la dépression, tandis que la thérapie hormonale substitutive peut être recommandée pour aider à équilibrer les niveaux d'hormones si les changements d'humeur sont causés par des fluctuations hormonales.

En outre, le soutien social et la participation à des groupes de soutien peuvent aider à réduire le stress émotionnel et à améliorer l'humeur, tandis que les techniques de relaxation telles que la méditation, le yoga et la respiration profonde peuvent également aider à réduire le stress émotionnel et à améliorer l'humeur. Dans les cas plus graves de dépression, les médicaments antidépresseurs peuvent être recommandés, sous la supervision d'un professionnel de la santé.

Il est important de consulter un professionnel de la santé pour déterminer la cause sous-jacente des changements d'humeur et pour recevoir un traitement approprié. Les changements d'humeur pendant la grossesse peuvent être gérés efficacement avec le bon traitement et le soutien approprié, ce qui peut aider à améliorer la qualité de vie de la femme enceinte et à assurer une grossesse en bonne santé.

Gêne physique accrue pour la mère

Pendant la grossesse, la mère subit de nombreux changements physiques pour soutenir la croissance et le développement du fœtus. Ces changements peuvent inclure des adaptations physiologiques, hormonales et anatomiques qui permettent au corps de la mère de fournir les nutriments, l'oxygène et l'énergie nécessaires à la croissance du fœtus.

La grossesse est une période de nombreux changements physiques pour la mère. L'un des changements les plus visibles est la croissance du ventre, due à l'expansion de l'utérus qui peut atteindre jusqu'à 500 fois sa taille normale. Cette croissance peut entraîner des douleurs dorsales et des difficultés respiratoires pour la mère. En plus de la croissance de l'utérus, la mère prend également du poids pour soutenir la croissance du fœtus et préparer son corps à l'accouchement. Cette prise de poids recommandée dépend de l'IMC de la mère avant la grossesse et peut entraîner des douleurs articulaires et des difficultés à se déplacer.

Les seins de la mère subissent également des changements physiques pendant la grossesse, devenant plus grands, plus sensibles et plus lourds en préparation de l'allaitement. La production de lait peut également commencer dès la fin du deuxième trimestre, causant des douleurs et des fuites de lait. La grossesse peut également entraîner des changements dans le système cardiovasculaire de la mère, avec une augmentation du volume sanguin pour répondre aux besoins du fœtus en oxygène et en nutriments. Cette augmentation peut entraîner une augmentation de la fréquence cardiaque et une baisse de la pression artérielle, provoquant des étourdissements et de la fatigue.

Les vaisseaux sanguins de la mère se dilatent également pour améliorer la circulation sanguine vers le fœtus, ce qui peut causer des varices dans les jambes et les pieds, ainsi que des hémorroïdes.

Enfin, la croissance de l'utérus peut exercer une pression sur les organes environnants, y compris les poumons, rendant la respiration plus difficile pour la mère. Tous ces changements physiques sont normaux pendant la grossesse, mais il est important que la mère se repose suffisamment et consulte un professionnel de la santé en cas de douleurs ou de préoccupations.

En résumé, la grossesse implique de nombreux changements physiques importants pour la mère, qui sont nécessaires pour soutenir la croissance et le développement du fœtus. Ces changements peuvent causer des douleurs, de l'inconfort et des difficultés à se déplacer, mais ils sont cruciaux pour garantir une grossesse saine et une naissance réussie. Pour cette raison, il est essentiel que les femmes enceintes surveillent leur santé et consultent leur médecin pour obtenir des conseils sur la gestion des changements physiques liés à la grossesse.

Contractions de Braxton Hicks

Les contractions de Braxton Hicks, également appelées contractions préliminaires, sont des contractions utérines non douloureuses qui se produisent pendant la grossesse. Elles sont nommées d'après le médecin britannique John Braxton Hicks, qui les a décrites pour la première fois en 1872. Ces contractions sont normales et peuvent survenir à tout moment pendant la grossesse, mais elles sont plus fréquentes au troisième trimestre.

Les contractions de Braxton Hicks sont causées par la contraction involontaire et temporaire des muscles utérins. Ces contractions sont différentes des contractions qui se produisent pendant le travail, car elles sont irrégulières et non douloureuses. Les contractions de Braxton Hicks sont un moyen pour l'utérus de se préparer à l'accouchement en renforçant les muscles utérins.

Les contractions de Braxton Hicks sont généralement indolores et peuvent être décrites comme une sensation de serrage ou de pression dans l'abdomen. Elles peuvent durer de quelques secondes à quelques minutes et peuvent être plus fréquentes le soir ou après une activité physique intense. Les contractions de Braxton Hicks ne sont pas régulières et n'ont pas de rythme spécifique.

Les contractions de Braxton Hicks sont différentes des contractions de travail car elles sont irrégulières et non douloureuses. Les contractions de travail, en revanche, sont régulières, de plus en plus fréquentes et de plus en plus douloureuses. Les contractions de travail peuvent également être accompagnées de pertes de liquide amniotique, de saignements vaginaux, de douleurs dorsales intenses et de la descente du bébé dans le bassin.

Les contractions de Braxton Hicks ne nécessitent généralement pas de traitement, car elles sont normales et ne sont pas nocives pour la mère ou le bébé. Cependant, il est important de se reposer et de s'hydrater pour soulager les contractions. Si les contractions deviennent douloureuses ou régulières, il est important de contacter un professionnel de santé pour exclure une possible fausse couche ou un accouchement prématuré.

Chapitre IV : La préparation à l'accouchement

La préparation à l'accouchement

La préparation à l'accouchement est une étape importante pour les futures mamans. Cela implique la mise en place d'un programme de soins pour préparer le corps et l'esprit à l'accouchement.

La préparation physique et psychologique sont des aspects clés de la préparation à l'accouchement. La pratique régulière d'exercices doux pour renforcer les muscles du plancher pelvien et la relaxation du corps est importante pour aider la mère à se préparer physiquement à l'accouchement. Les exercices de respiration peuvent également aider à la gestion de la douleur pendant l'accouchement.

La préparation psychologique est également importante car l'accouchement peut être une expérience stressante et émotionnelle. Les techniques de relaxation et de méditation peuvent aider à gérer l'anxiété et la douleur.

Pour aider les futures mamans à comprendre le processus d'accouchement et à répondre à leurs questions, des séances d'information sont organisées par les hôpitaux, les sages-femmes ou les professionnels de la santé. Ces séances abordent également les différents types d'accouchement et les options de soulagement de la douleur.

Les cours de préparation à l'accouchement sont conçus pour aider les futures mamans à se préparer à l'accouchement et à la naissance. Ces cours peuvent inclure des techniques de respiration, des exercices de relaxation, des conseils sur l'alimentation et l'allaitement, et des informations sur les soins du bébé après la naissance.

Il est également important de se rendre régulièrement chez un médecin ou une sage-femme pour surveiller la santé de la mère et du bébé pendant la grossesse et pour discuter de toute question ou préoccupation concernant l'accouchement.

Enfin, la préparation d'une valise pour l'hôpital est essentielle pour avoir tout ce dont la mère et le bébé ont besoin lorsqu'ils se rendent à l'hôpital pour l'accouchement.

En somme, il est crucial de discuter avec votre médecin ou votre sage-femme pour élaborer un plan de préparation à l'accouchement adapté à vos besoins et à votre situation, afin de vivre une expérience d'accouchement la plus positive et sereine possible.

La gestion de la douleur

La gestion de la douleur pendant le travail est une préoccupation majeure pour de nombreuses femmes enceintes. Bien que l'accouchement soit une expérience unique et merveilleuse, il peut aussi être très douloureux. Heureusement, il existe de nombreuses méthodes pour aider à soulager la douleur et rendre le travail plus supportable.

La gestion de la douleur pendant l'accouchement est un aspect important de la préparation à l'accouchement. Les techniques de relaxation et de respiration, telles que la respiration profonde, la méditation et l'autohypnose, peuvent aider à réduire la douleur en libérant la tension dans les muscles et en favorisant la détente. De même, le massage et l'acupression peuvent aider à soulager la douleur en stimulant des points de pression spécifiques sur le corps. L'anesthésie péridurale est l'une des options de gestion de la douleur les plus courantes, mais elle peut avoir des effets secondaires. L'anesthésie régionale peut également être utilisée pour soulager la douleur dans une partie spécifique du corps.

Il existe également de nombreuses techniques alternatives pour aider à soulager la douleur pendant le travail, telles que l'aromathérapie, l'utilisation de balles de naissance, la musique et la danse. Il est important de discuter des options de gestion de la douleur avec votre médecin ou votre sage-femme avant l'accouchement, car il n'y a pas de méthode unique qui convienne à tout le monde.

Il est important de trouver une méthode qui convient le mieux à vos besoins et à votre situation individuelle. Certaines femmes préfèrent utiliser des méthodes naturelles de gestion de la douleur, tandis que d'autres optent pour des méthodes plus médicales. En fin de compte, le choix de la méthode de gestion de la douleur doit être pris en considération en fonction des préférences personnelles et des conseils médicaux.

La préparation à l'arrivée du bébé

L'arrivée d'un bébé est un événement merveilleux mais qui peut être aussi très stressant pour les parents.

L'arrivée d'un nouveau-né nécessite une préparation minutieuse pour assurer un environnement sûr et confortable pour le bébé. Cela implique l'achat d'un lit pour bébé, d'une table à langer et d'autres articles essentiels pour la chambre. Il est également important de se munir de vêtements adaptés pour le bébé, ainsi que des articles de puériculture tels que des couches, des lingettes, des biberons et des produits d'hygiène.

Si vous prévoyez d'allaiter, il est conseillé de se renseigner sur les techniques d'allaitement et de suivre des cours si nécessaire. Dans le cas d'un choix de biberon, il est important de se munir des biberons et du lait en poudre adapté à l'âge du bébé.

La préparation de l'arrivée du bébé implique également la préparation des autres enfants de la famille. Les parents doivent leur expliquer la situation et leur donner un rôle à jouer pour faciliter l'adaptation à l'arrivée du nouveau-né.
L'arrivée d'un nouveau-né peut être stressante pour les parents, il est donc important de se préparer

émotionnellement et de discuter avec son partenaire pour être prêts à accueillir le bébé. De plus, il est recommandé de suivre une formation en secourisme pédiatrique pour être prêt à réagir en cas d'urgence.

En somme, la préparation de l'arrivée du bébé nécessite une planification minutieuse qui inclut l'aménagement de la chambre, l'achat des vêtements et des articles de puériculture, la préparation de l'allaitement ou de l'alimentation au biberon, la préparation des autres enfants, la préparation émotionnelle et la formation en secourisme pédiatrique. Il est conseillé de discuter avec un professionnel de la santé pour élaborer un plan de préparation personnalisé qui répond à vos besoins et votre situation individuelle.

Le sac de la salle de naissance

Le sac de la salle de naissance est un petit sac que les futurs parents peuvent préparer pour leur séjour à la maternité, en plus de la valise de maternité. Il contient des articles essentiels pour le travail et l'accouchement.

Voici une liste détaillée des articles que vous devriez envisager d'inclure dans votre sac de la salle de naissance, ainsi que les quantités recommandées :

Pour la maman :
- Une tenue confortable pour le travail, comme une robe de chambre, une chemise de nuit ou un pyjama
- Des chaussettes antidérapantes
- Des bandeaux ou élastiques pour les cheveux
- Des lingettes rafraîchissantes ou un brumisateur
- Une bouteille d'eau et des boissons énergisantes ou des barres énergétiques pour reprendre des forces entre les contractions
- Des collations légères et faciles à digérer comme des fruits secs, des biscuits, du pain grillé, etc.
- Des bonbons ou des sucettes pour lutter contre la sécheresse de la bouche pendant le travail
- Une liste de numéros de téléphone importants, y compris celui de votre partenaire, de votre sage-

femme, de votre médecin et des membres de votre famille

<u>Pour le bébé :</u>
- Un body ou une grenouillère de rechange
- Des couches pour nouveau-nés
- Des lingettes pour bébé
- Une couverture légère pour envelopper le bébé

Il est important de noter que chaque maternité a ses propres règles en matière de quantités et de types d'articles autorisés dans la salle de naissance. Il est donc préférable de vérifier auprès de votre maternité avant de préparer votre sac de la salle de naissance. En général, il est recommandé de prévoir suffisamment d'articles pour couvrir une période de travail et d'accouchement de 24 heures.

La valise de maternité

La préparation de la valise de maternité est un moment important pour les futures mamans et leurs partenaires. Cela permet de s'assurer que vous avez tout ce dont vous avez besoin pour votre séjour à la maternité et pour le retour à la maison avec votre nouveau-né.

Voici une liste détaillée des articles que vous devriez envisager d'inclure dans votre valise de maternité, ainsi que les quantités recommandées :

Pour la maman :
- 2 à 3 chemises de nuit ou pyjamas confortables pour allaiter ou recevoir les visiteurs
- 4 à 6 sous-vêtements jetables ou des culottes de maternité confortables
- 2 à 3 soutiens-gorge d'allaitement ou de maternité
- 1 ou 2 tenues confortables pour le retour à la maison
- Des chaussettes et des pantoufles confortables
- 1 à 2 serviettes hygiéniques adaptées à l'après-accouchement par jour de votre séjour
- 1 paquet de coussinets d'allaitement jetables ou lavables

Pour la toilette :
- Des serviettes de toilette et des gants de toilette propres

- Votre nécessaire de toilette personnel, comprenant une brosse à dents, du dentifrice, du shampoing, du savon, de la crème hydratante, des élastiques à cheveux, etc.

Pour le bébé :
- 4 à 6 bodys ou grenouillères
- 4 à 6 pyjamas
- 2 à 3 bonnets de naissance
- Des chaussettes ou des chaussons
- Des langes en tissu ou des couches jetables (selon votre choix personnel)
- 1 à 2 couvertures chaudes pour le retour à la maison
- 1 paquet de lingettes pour bébé

Pour les documents administratifs :
- Votre carte d'identité ou votre passeport
- Votre carte vitale et votre mutuelle santé
- Votre carnet de maternité
- Votre dossier médical et vos résultats d'examens
- Votre livret de famille ou votre acte de reconnaissance anticipée (si vous êtes en couple non marié)

Il est important de noter que chaque maternité a ses propres règles en matière de quantités et de types de vêtements autorisés pour la sécurité et le confort des patients. Il est donc préférable de vérifier auprès de votre maternité avant de préparer votre valise.

Chapitre V : L'accouchement

Les différentes méthodes d'accouchement

Il est essentiel de savoir qu'il existe différentes méthodes d'accouchement, chacune avec ses avantages et ses inconvénients.

La méthode d'accouchement la plus courante est l'accouchement vaginal spontané, où le bébé sort par voie vaginale à travers le col de l'utérus. Bien que cela puisse être accompagné d'une douleur intense, il présente l'avantage d'avoir une récupération plus rapide après l'accouchement et une réduction du risque d'infection post-partum.

Cependant, en cas de complications de grossesse, une césarienne peut être recommandée. Il s'agit d'une intervention chirurgicale où le bébé est retiré de l'utérus par une incision dans l'abdomen. Bien que cela réduise le risque de traumatisme périnéal et d'incontinence urinaire, cela peut entraîner une récupération plus longue et une augmentation du risque de complications postopératoires.

Une autre méthode est l'accouchement avec aide instrumentale, qui utilise des instruments tels que des forceps ou une ventouse pour aider le bébé à sortir pendant l'accouchement vaginal. Cette méthode peut être recommandée en cas de détresse foetale ou si la mère est incapable de pousser efficacement. Bien qu'elle réduise la durée de l'accouchement et le risque de lésions périnéales, elle peut également présenter des risques pour le bébé et la mère.

L'accouchement dans l'eau est une méthode où l'accouchement se déroule dans une baignoire ou une piscine d'eau chaude. Bien que cela puisse aider à soulager la douleur de l'accouchement et faciliter le mouvement du bébé à travers le canal de naissance, il y a un risque d'infection pour la mère et le bébé, ainsi qu'un risque d'hypothermie pour le bébé.

Enfin, l'accouchement avec anesthésie péridurale implique l'administration d'un anesthésique local pour soulager la douleur pendant le travail. Cela peut être utile pour les femmes ayant une douleur intense pendant le travail, mais peut également entraîner des effets secondaires tels que des maux de tête, une hypotension artérielle, des nausées et des vomissements.

En conclusion, le choix de la méthode d'accouchement dépendra des préférences de la mère et des besoins du bébé et de la mère. Il est important de discuter avec votre médecin ou votre sage-femme de vos options et de comprendre les avantages et les inconvénients de chaque méthode.

Contractions régulières

Les contractions régulières sont un signe important de l'accouchement imminent. Il est important pour les femmes enceintes de comprendre les caractéristiques et les causes des contractions régulières afin de pouvoir identifier les signes de travail et de se préparer à l'accouchement.

Les contractions régulières sont des contractions utérines qui se produisent à intervalles réguliers et qui se rapprochent au fil du temps. Elles sont différentes des contractions de Braxton Hicks, qui sont des contractions utérines légères et irrégulières qui se produisent tout au long de la grossesse. Les contractions régulières se produisent lorsque le col de l'utérus se dilate et se prépare à l'accouchement.

Les contractions régulières sont déclenchées par l'hormone appelée ocytocine. Cette hormone est produite naturellement par le corps et stimule les contractions de l'utérus pendant le travail. Elle peut également être administrée par voie intraveineuse pendant l'accouchement pour aider à stimuler les contractions et accélérer le processus.

Les contractions régulières sont souvent décrites comme une douleur intense et douloureuse dans le bas du dos et dans la région abdominale. Elles peuvent durer de 30 secondes à une minute et se produisent à intervalles réguliers, généralement toutes les 5 à 20 minutes au début du travail. Au fur et à mesure que le travail progresse, les contractions régulières deviennent plus fréquentes et plus intenses, avec des intervalles de plus en plus courts entre chaque contraction.

Il est important pour les femmes enceintes de surveiller les contractions régulières afin de pouvoir identifier les signes de travail et de se préparer à l'accouchement. Il est recommandé de noter la fréquence et la durée des contractions pour aider à déterminer si elles sont régulières et si le travail a commencé.

Si les contractions régulières se produisent avant 37 semaines de grossesse, cela peut être un signe de travail prématuré et une consultation médicale immédiate est nécessaire. Si les contractions régulières se produisent après 37 semaines de grossesse, cela peut être un signe que le travail a commencé et qu'il est temps de se rendre à l'hôpital ou de contacter la sage-femme ou le médecin qui suit la grossesse.

En conclusion, les contractions régulières sont un signe important que le travail a commencé et qu'il est temps de se préparer à l'accouchement. Il est important pour les femmes enceintes de comprendre les caractéristiques et les causes des contractions régulières afin de pouvoir identifier les signes de travail et de se préparer à l'accouchement en toute sécurité.

Ouverture progressive du col de l'utérus

L'ouverture progressive du col de l'utérus est un processus naturel qui se produit pendant l'accouchement. C'est un indicateur important de la progression du travail et de l'approche de la naissance du bébé.

Le col de l'utérus est l'ouverture qui relie l'utérus au vagin. Au début de la grossesse, le col de l'utérus est fermé et dur, formant une barrière protectrice pour le fœtus en développement. Au fur et à mesure que le travail commence, le col de l'utérus commence à s'ouvrir progressivement pour permettre au bébé de passer à travers le canal vaginal.

L'ouverture progressive du col de l'utérus est mesurée en centimètres et est divisée en quatre stades : la phase de latence, la phase active, la transition et la phase de poussée.

Phase de latence : Au début du travail, le col de l'utérus commence à s'assouplir et à s'ouvrir lentement. Cette phase peut durer plusieurs heures, voire plusieurs jours, et le col de l'utérus s'ouvre généralement de 0 à 3 centimètres.

Phase active : Cette phase commence lorsque le col de l'utérus atteint environ 3 centimètres d'ouverture. Les contractions deviennent plus fortes et plus fréquentes, et le col de l'utérus s'ouvre plus rapidement. Cette phase peut durer plusieurs heures et le col de l'utérus s'ouvre généralement de 4 à 7 centimètres.

Transition : Cette phase est la plus intense et la plus rapide. Elle commence lorsque le col de l'utérus atteint environ 8 centimètres d'ouverture. Les contractions sont très fortes et rapprochées, et le col de l'utérus s'ouvre rapidement. Cette phase peut durer de quelques minutes à quelques heures.

Phase de poussée : Lorsque le col de l'utérus est complètement ouvert à 10 centimètres, la femme est prête à pousser pour faire sortir le bébé. Cette phase peut durer de quelques minutes à quelques heures.

L'ouverture progressive du col de l'utérus est un processus naturel et normal pendant l'accouchement. Cependant, il est important de se rappeler que chaque femme est différente et que chaque accouchement est unique. Certaines femmes peuvent avoir un travail rapide et facile, tandis que d'autres peuvent avoir besoin d'une assistance médicale pour aider à ouvrir le col de l'utérus ou pour aider le bébé à sortir. Il est important pour les femmes enceintes de discuter avec leur médecin ou leur sage-femme de leur plan de naissance et de comprendre les différentes options pour l'accouchement.

Canal de naissance

Le canal de naissance, également connu sous le nom de canal pelvien, est le passage par lequel le bébé doit passer lors de l'accouchement. Il est constitué de trois parties : l'entrée du bassin, le détroit supérieur du bassin et le détroit inférieur du bassin.

L'entrée du bassin est la partie supérieure du canal de naissance et est formée par les deux os iliaques, les ailes du bassin. Elle mesure environ 11 cm de diamètre et est la partie la plus large du canal de naissance. C'est la zone que le bébé doit traverser lorsqu'il entre dans le bassin.

Le détroit supérieur du bassin est la partie moyenne du canal de naissance et est formé par la jonction des deux os iliaques et le sacrum. Il mesure environ 10 cm de diamètre et est plus étroit que l'entrée du bassin. Cette partie est importante car elle limite la taille du bébé qui peut passer à travers le canal de naissance.

Le détroit inférieur du bassin est la partie inférieure du canal de naissance et est formé par le coccyx et le pubis. Il mesure environ 8 cm de diamètre et est la partie la plus étroite du canal de naissance. Cette zone est souvent le point le plus difficile pour le bébé à passer lors de l'accouchement.

Le canal de naissance est également constitué de muscles et de ligaments qui aident à maintenir la forme du bassin et soutenir le bébé pendant l'accouchement. Le périnée, une zone musculaire située entre le vagin et l'anus, est également une partie importante du canal de naissance. Il se dilate pendant l'accouchement pour permettre le passage du bébé et peut être renforcé par des exercices de Kegel pendant la grossesse pour faciliter l'accouchement.

Il est important de noter que la taille et la forme du canal de naissance peuvent varier d'une femme à l'autre et même d'une grossesse à l'autre. Certains facteurs, tels que la position du bébé pendant l'accouchement, peuvent également influencer le passage du bébé à travers le canal de naissance.

En conclusion, le canal de naissance est le passage par lequel le bébé doit passer lors de l'accouchement. Il est constitué de l'entrée du bassin, du détroit supérieur du bassin et du détroit inférieur du bassin, ainsi que de muscles et de ligaments qui aident à soutenir le bébé pendant l'accouchement. Comprendre la forme et la taille de votre canal de naissance peut vous aider à mieux comprendre l'accouchement et à vous préparer à la naissance de votre bébé.

Expulsion du bébé et du placenta

Lors de l'accouchement, l'expulsion du bébé et du placenta est la dernière étape du travail. Cette étape commence après que le bébé est sorti du canal de naissance et se termine lorsque le placenta et les membranes fœtales ont été complètement expulsés.

La descente est la première étape de l'expulsion du bébé. C'est le moment où le bébé commence à se déplacer vers le canal de naissance. Cette étape peut durer de quelques minutes à quelques heures. Le col de l'utérus s'ouvre complètement pour permettre au bébé de passer.

La poussée est la deuxième étape de l'expulsion du bébé. C'est le moment où la mère doit pousser pour aider à faire sortir le bébé. Les contractions deviennent plus fréquentes et plus intenses pour aider à expulser le bébé. La durée de cette étape peut varier de quelques minutes à quelques heures, selon les circonstances.

La naissance est la troisième étape de l'expulsion du bébé. C'est le moment où le bébé sort complètement du canal de naissance. Cette étape est souvent accompagnée de la rupture de la poche des eaux et de la libération du liquide amniotique. Une fois que le bébé est né, le cordon ombilical est coupé et le bébé est placé sur la poitrine de la mère pour le peau à peau.

Après la naissance du bébé, l'expulsion du placenta et des membranes fœtales est la dernière étape de l'accouchement. Le placenta est l'organe qui a nourri le bébé tout au long de la grossesse. Après la naissance, le placenta se détache de l'utérus et doit être expulsé. Cette étape est souvent appelée la troisième étape du travail.

L'expulsion du placenta peut se faire spontanément ou avec une légère poussée de la mère. Cette étape peut prendre de quelques minutes à une heure. Après l'expulsion du placenta, le médecin ou la sage-femme vérifie l'utérus pour s'assurer qu'il se contracte correctement et éviter toute hémorragie.

En conclusion, l'expulsion du bébé et du placenta est la dernière étape de l'accouchement. La descente, la poussée et la naissance sont les trois étapes de l'expulsion du bébé, tandis que l'expulsion du placenta est la troisième étape du travail. Comprendre ces étapes de l'accouchement peut aider les futures mères à mieux se préparer à la naissance de leur bébé.

Chapitre VI : Après l'accouchement

__Augmentation des hormones__

Après l'accouchement, le corps d'une femme subit de nombreux changements hormonaux importants. Ces changements sont nécessaires pour aider à la récupération et à la guérison après la grossesse et l'accouchement. Cependant, ces changements hormonaux peuvent également avoir des effets physiques et émotionnels importants.

Après l'accouchement, le corps de la mère subit une série de changements hormonaux. L'ocytocine, également connue sous le nom d'hormone de l'amour, aide l'utérus à se contracter, réduisant ainsi les saignements et favorisant la guérison. Cette hormone contribue également à renforcer les liens sociaux et l'attachement entre la mère et son bébé. En outre, l'hormone lactogène placentaire stimule la production de lait maternel et régule la croissance des seins.

Cependant, ces changements hormonaux peuvent également entraîner des effets indésirables tels que des bouffées de chaleur, des sueurs nocturnes et une sécheresse vaginale en raison de la chute rapide des niveaux d'œstrogènes. L'hormone FSH libérée par l'hypophyse stimule la production d'œstrogènes, tandis que l'hormone LH aide à réguler le cycle menstruel. Après l'accouchement, les niveaux de LH sont faibles, ce qui peut retarder le retour des menstruations.

Les hormones thyroïdiennes sont également affectées pendant le post-partum. Des niveaux élevés peuvent causer de l'anxiété et de l'irritabilité, tandis que des niveaux bas peuvent entraîner de la fatigue et de la dépression. Il est donc important de surveiller les niveaux d'hormones thyroïdiennes et de prendre les mesures appropriées si nécessaire.

Pendant le post-partum, les changements hormonaux peuvent causer une variété de symptômes physiques et émotionnels. Certaines femmes peuvent éprouver de la dépression post-partum, qui est une affection médicale nécessitant un traitement. En plus de cela, les femmes peuvent avoir des difficultés à dormir en raison des changements hormonaux, du stress et des demandes du nouveau-né. Les niveaux d'œstrogènes bas peuvent causer des bouffées de chaleur et des sueurs nocturnes, tandis que la récupération de l'accouchement et les demandes du nouveau-né peuvent causer une fatigue importante. En outre, les contractions utérines et l'allaitement peuvent causer des douleurs physiques.

Cependant, il est important de noter que ces changements hormonaux sont normaux et nécessaires pour la récupération et la guérison après l'accouchement. Les nouvelles mamans doivent prendre soin d'elles-mêmes et demander de l'aide si nécessaire pendant cette période de transition. Il est crucial de rester en contact avec les professionnels de santé pour garantir une récupération et une transition en douceur vers la maternité. En somme, les changements hormonaux pendant le post-partum peuvent être difficiles, mais avec un soutien adéquat, les femmes peuvent surmonter ces défis et profiter pleinement de leur nouvelle vie de maman.

Soins médicaux réguliers pour la mère et le bébé

Le suivi postnatal est une période cruciale pour la mère et le bébé, qui nécessite des soins médicaux réguliers pour s'assurer que la santé de chacun est maintenue. Cette période commence dès la naissance du bébé et se poursuit jusqu'à six semaines après l'accouchement.

Après l'accouchement, la mère doit planifier une visite postnatale avec son médecin traitant pour s'assurer que son rétablissement se déroule correctement. Au cours de cette visite, le médecin effectuera un examen physique pour détecter toute complication éventuelle. Cela inclut un examen des organes génitaux pour détecter toute infection ou complication.

L'allaitement maternel est fortement recommandé pendant les six premiers mois de la vie du bébé. Pendant la visite postnatale, le médecin examinera également les seins de la mère pour s'assurer qu'ils sont en bonne santé et qu'il n'y a pas de douleurs ou d'infections.

La dépression postnatale est une affection courante qui peut survenir après la naissance d'un bébé. Le médecin évaluera les symptômes de la mère pour s'assurer qu'elle ne souffre pas de cette maladie. Cela permettra de mettre en place un traitement approprié si nécessaire et d'assurer la santé et le bien-être de la mère et du bébé.

Il est crucial que les nouveaux parents prennent rendez-vous avec un pédiatre pour leurs bébés dans les premiers jours après la naissance. Les bébés seront examinés régulièrement pendant les six premières semaines de leur vie pour s'assurer qu'ils se développent normalement et qu'ils sont en bonne santé. Pendant ces visites, le pédiatre surveillera la croissance et le poids du bébé, ainsi que son développement général. Les vaccins sont également administrés pendant ces visites pour protéger les bébés contre les maladies infantiles courantes. Les parents devraient discuter de tout souci ou question qu'ils pourraient avoir avec leur pédiatre pour assurer la santé et le bien-être de leur bébé.

En somme, le suivi postnatal est crucial pour assurer la santé de la mère et du bébé, et comprend plusieurs éléments essentiels. Les visites postnatales permettent aux mères de rencontrer leur médecin traitant pour un examen physique et une évaluation de leur santé mentale environ six semaines après l'accouchement. Les nourrissons doivent également être examinés par un pédiatre régulièrement au cours des six premières semaines de leur vie pour s'assurer qu'ils se développent correctement et pour recevoir les vaccins nécessaires. Les pédiatres surveillent également la prise de poids des nourrissons pour garantir leur croissance. Grâce à ces soins médicaux réguliers, le suivi postnatal peut aider à prévenir les complications et assurer une transition en toute sécurité vers la parentalité.

Soutien pour l'allaitement

Le soutien à l'allaitement est essentiel pour aider les nouvelles mamans à réussir leur expérience d'allaitement. Les premières semaines après l'accouchement peuvent être particulièrement difficiles pour les mères, car elles apprennent à connaître leur bébé, leur propre corps et les défis de l'allaitement.

Les professionnels de la santé ont un rôle important à jouer dans le soutien à l'allaitement maternel pendant la période postnatale. Ils peuvent commencer par encourager les mères à allaiter en leur expliquant les nombreux avantages pour la santé de leur bébé et de leur propre corps, ainsi que les différentes positions d'allaitement et les problèmes courants liés à l'allaitement. Toutefois, les mères ont souvent besoin de soutien émotionnel pour faire face à cette période de transition, car elles peuvent se sentir fatiguées, stressées et anxieuses. Les professionnels de la santé peuvent aider en fournissant des encouragements, de la compréhension et de l'empathie.

Si les mères rencontrent des problèmes spécifiques liés à l'allaitement, elles peuvent avoir besoin de consulter des experts en allaitement, tels que des consultantes en lactation. Les professionnels de la santé peuvent aider en fournissant des références à des experts locaux ou en offrant des services de consultation en lactation eux-mêmes. Les mères peuvent également bénéficier de groupes de soutien à l'allaitement, où elles peuvent rencontrer d'autres mères qui vivent des expériences similaires. Les professionnels de la santé peuvent aider en fournissant des informations sur les groupes locaux et en encourageant les mères à y participer.

Il est également important que les professionnels de la santé effectuent un suivi régulier des mères et de leur bébé pour s'assurer que l'allaitement se déroule bien et pour identifier rapidement les problèmes éventuels. En fournissant un soutien continu, les professionnels de la santé peuvent aider les mères à réussir leur expérience d'allaitement et à donner à leur bébé les meilleurs soins possibles.

Gestion du stress et de la fatigue pour la mère

Le suivi postnatal peut être une période stressante et difficile pour les nouvelles mères. En plus de la fatigue et des changements hormonaux, les mères peuvent ressentir de la douleur et de l'inconfort.

La période postnatale peut être une période stressante pour les mères, mais il est essentiel qu'elles prennent soin d'elles-mêmes. Cela peut inclure des activités telles que prendre une douche chaude, manger des repas nutritifs, faire de l'exercice léger et se reposer suffisamment. Les techniques de relaxation, telles que la respiration profonde, la méditation et le yoga, peuvent aider à réduire le stress et la douleur. Les mères peuvent également trouver utile de parler de leurs sentiments à quelqu'un en qui elles ont confiance, comme leur partenaire, un ami ou un professionnel de la santé. Il est important de ne pas garder ses sentiments pour soi.

Les mères peuvent avoir besoin d'aide pour s'occuper de leur bébé et pour accomplir des tâches quotidiennes. Elles ne doivent pas avoir peur de demander de l'aide à des proches ou à des professionnels de la santé. Les mères peuvent également avoir des douleurs après l'accouchement, pour lesquelles les professionnels de la santé peuvent recommander des traitements tels que des analgésiques, des compresses chaudes ou froides ou des massages.

Enfin, les mères doivent se rappeler qu'il est acceptable d'établir des limites pour leur temps et leur énergie. Il est important de ne pas se surcharger de tâches et de se permettre de se reposer suffisamment. Prendre soin de soi peut aider les mères à mieux prendre soin de leur bébé et à s'adapter à leur nouveau rôle de parent.

Le suivi postnatal peut être une période de transition difficile pour les nouvelles mères, car elles doivent gérer leur propre santé ainsi que celle de leur nouveau-né. Les mères doivent se rappeler de prendre soin d'elles-mêmes, même si elles ont l'impression de ne pas avoir le temps. Cela peut inclure des activités telles que prendre une douche chaude, se reposer suffisamment, manger des repas nutritifs et faire de l'exercice léger. Les techniques de relaxation, telles que la respiration profonde, la méditation et le yoga, peuvent aider à réduire le stress et la douleur. Les mères peuvent essayer différentes techniques pour trouver celle qui fonctionne le mieux pour elles.

Il est important que les mères ne gardent pas leurs sentiments pour elles et trouvent quelqu'un en qui elles ont confiance pour en parler. Les mères peuvent avoir besoin d'aide pour s'occuper de leur bébé et pour accomplir des tâches quotidiennes pendant la période postnatale. Il est important de ne pas avoir peur de demander de l'aide à des proches ou à des professionnels de la santé. Les mères peuvent avoir des douleurs après l'accouchement, notamment des douleurs de la région pelvienne, des douleurs au niveau des sutures ou des douleurs associées à l'allaitement. Les professionnels de la santé peuvent recommander des traitements tels que des analgésiques, des compresses chaudes ou froides ou des massages.

Les mères doivent se rappeler qu'il est acceptable d'établir des limites pour leur temps et leur énergie. Il est important de ne pas se surcharger de tâches et de se permettre de se reposer suffisamment. Gérer le stress et la douleur pendant le suivi postnatal peut être un défi pour les nouvelles mères, mais en prenant soin d'elles-mêmes, en utilisant des techniques de relaxation, en demandant de l'aide, en gérant la douleur et en établissant des limites, les mères peuvent mieux gérer cette période de transition dans leur vie.

Récupération physique et émotionnelle après l'accouchement.

La récupération physique et émotionnelle après l'accouchement est une étape importante du suivi postnatal. Les nouvelles mères peuvent avoir besoin de temps pour récupérer de l'accouchement et pour s'adapter à leur nouvelle vie de parent.

Après l'accouchement, les nouvelles mères ont besoin de se concentrer sur leur récupération physique et émotionnelle. Le repos est crucial pour aider le corps à guérir et à faire face aux nouveaux défis de la parentalité. Il est important de ne pas se surcharger de tâches ménagères et de trouver du temps pour se reposer.

Une alimentation saine est également essentielle pour la récupération. Les nutriments provenant de légumes, de fruits, de protéines et de glucides complexes peuvent aider à soutenir la guérison et la production de lait maternel.

L'activité physique peut également aider à stimuler la circulation sanguine et à renforcer les muscles pelviens et abdominaux. Des exercices de récupération post-partum peuvent être pratiqués pour commencer à renforcer le corps en douceur.

Boire suffisamment d'eau est important pour maintenir la production de lait maternel et prévenir les problèmes digestifs. Des compresses chaudes ou froides, des bains de siège et des exercices de Kegel peuvent aider à soulager les douleurs pelviennes.

Le soutien émotionnel est également important pour aider les nouvelles mères à faire face aux changements de leur vie. Les proches, les amis et les professionnels de la santé peuvent aider à soulager le stress et l'anxiété. Des activités relaxantes telles que la méditation, le yoga ou la lecture peuvent aider à réduire le stress et favoriser la détente.

En prenant soin de soi, en suivant une alimentation saine, en faisant de l'activité physique et en obtenant le soutien émotionnel dont elles ont besoin, les nouvelles mères peuvent traverser cette période avec succès et récupérer de manière optimale.

Chapitre VII : Le Post-Partum

Fatigue

Le post-partum est la période qui suit l'accouchement, qui dure généralement de six semaines à deux mois. Pendant cette période, le corps de la mère subit de nombreux changements et ajustements pour récupérer de la grossesse et de l'accouchement, notamment en ce qui concerne la fatigue.

La fatigue est l'un des symptômes les plus courants pendant le post-partum. Elle peut être causée par différents facteurs, tels que les changements hormonaux, la récupération physique et les demandes de s'occuper d'un nouveau-né.

La fatigue est souvent ressentie dans les premières semaines après l'accouchement, car le corps récupère de l'épuisement physique de la grossesse et de l'accouchement. Les nuits sans sommeil dues aux soins du bébé et les nouvelles demandes physiques et émotionnelles peuvent également aggraver la fatigue.

Il est important de noter que la fatigue peut affecter non seulement le corps, mais aussi l'esprit et l'humeur de la mère. La fatigue peut provoquer de l'anxiété, de la dépression et des sentiments de stress et de surcharge.

Pour gérer la fatigue pendant le post-partum, il est essentiel que la mère prenne soin de son corps en se reposant autant que possible et en obtenant un sommeil suffisant. Elle devrait également essayer de se nourrir correctement et de boire beaucoup d'eau pour maintenir son corps hydraté et nourri.

Le soutien de la famille et des amis est également important pour aider la mère à faire face à la fatigue et à s'adapter à sa nouvelle routine de soins du bébé. Des soins du bébé partagés avec un partenaire ou un ami proche peuvent offrir un certain soulagement à la mère.

Enfin, la mère doit être attentive à sa propre santé mentale et physique et ne pas hésiter à demander de l'aide si elle ressent des symptômes de dépression post-partum ou de stress intense.

En conclusion, la fatigue est un symptôme courant et normal pendant le post-partum. Cependant, il est important pour la mère de prendre soin d'elle-même en obtenant suffisamment de repos, en s'alimentant correctement et en obtenant un soutien suffisant. Si la fatigue persiste ou s'aggrave, il est important de consulter un professionnel de la santé pour exclure toute complication médicale sous-jacente.

Douleur

La douleur est un symptôme courant pendant le post-partum. La plupart des femmes éprouvent de la douleur après l'accouchement, car leur corps guérit de l'accouchement et de la grossesse.

Pendant l'accouchement, les muscles pelviens peuvent subir des étirements ou des déchirures, entraînant des douleurs pelviennes. Ces douleurs peuvent être de nature aiguë ou chronique et peuvent être aggravées par certaines activités telles que la marche, la position assise prolongée ou la toux. Pour soulager la douleur pelvienne, les femmes peuvent adopter plusieurs stratégies. Par exemple, elles peuvent utiliser des compresses chaudes ou froides, prendre des analgésiques prescrits par leur médecin, faire des exercices de Kegel pour renforcer les muscles pelviens et éviter de rester assises trop longtemps. Ces techniques peuvent aider les femmes à mieux gérer la douleur pelvienne et à retrouver leur confort.

Lorsque les femmes subissent une épisiotomie, il est courant de ressentir de la douleur et de l'inconfort dans la zone incisée. Pour soulager ces symptômes, des compresses chaudes ou froides peuvent être appliquées, ainsi que des analgésiques prescrits par un médecin. De plus, s'asseoir sur un coussin en forme de beignet peut aider à réduire la pression sur la zone incisée et à soulager la douleur.

Après l'accouchement, il est également courant que les seins deviennent douloureux et enflés en raison de l'accumulation de lait. Cette douleur peut être très intense et peut être exacerbée pendant l'allaitement. Pour soulager la douleur des seins, les femmes peuvent utiliser des compresses chaudes ou froides, porter un soutien-gorge confortable et de soutien, appliquer de la crème pour les mamelons, allaiter fréquemment pour éviter l'accumulation de lait, et demander l'aide d'un conseiller en lactation si nécessaire.

Lorsqu'une femme subit une césarienne, elle peut ressentir de la douleur dans la région de l'incision, ainsi que de l'inconfort général. Au début, cette douleur peut être aiguë et intense, mais elle devrait diminuer avec le temps. Pour soulager la douleur de la césarienne, les femmes peuvent utiliser des analgésiques prescrits par leur médecin. Il est important d'éviter les activités physiques qui peuvent aggraver la douleur et de porter des objets lourds, car cela peut ralentir le processus de guérison.

Enfin, il est important pour les femmes de discuter de toute douleur post-partum avec leur médecin ou leur sage-femme pour déterminer la cause de la douleur et le traitement approprié. Les femmes doivent également prendre le temps de se reposer et de récupérer après l'accouchement pour favoriser la guérison et soulager la douleur.

Saignements

Les saignements après l'accouchement, appelés lochies, sont une expérience normale pour la plupart des femmes. Les lochies sont le résultat de la guérison de l'utérus après l'accouchement. Pendant la grossesse, le placenta se fixe à la paroi utérine et nourrit le fœtus. Après l'accouchement, le placenta se détache et laisse une plaie dans l'utérus qui saigne et guérit.

Les saignements post-partum sont normaux et peuvent durer jusqu'à six semaines après l'accouchement. Les femmes peuvent remarquer que les saignements sont plus abondants les premiers jours après l'accouchement, puis diminuent progressivement. Cependant, il est important de surveiller les saignements et de signaler tout saignement anormal à un professionnel de santé.

Au cours des premiers jours après l'accouchement, les saignements seront rouges et abondants, semblables à des menstruations abondantes. Au fil du temps, les saignements deviennent plus clairs et plus légers, passant du rouge au rose puis au brun. Les femmes peuvent utiliser des serviettes hygiéniques plutôt que des tampons pendant les saignements post-partum. Les tampons peuvent augmenter le risque d'infection.

Les femmes doivent éviter les activités physiques intenses pendant les premières semaines suivant l'accouchement pour éviter d'aggraver les saignements. Il est important de suivre les instructions de leur professionnel de santé pour savoir quand elles peuvent reprendre une activité normale.

Si les saignements deviennent plus abondants ou plus rouges, ou si la femme remarque des caillots de sang plus gros que la taille d'un citron, elle doit contacter son professionnel de santé. Des saignements abondants ou prolongés peuvent indiquer une hémorragie post-partum, une complication grave qui nécessite une intervention médicale immédiate.

Les femmes doivent prendre des douches plutôt que des bains pendant les saignements post-partum pour éviter toute infection. Il est également important de se reposer suffisamment et de manger des aliments sains pour aider à la guérison et à la récupération.

En conclusion, les saignements post-partum sont un aspect normal de la guérison après l'accouchement. Cependant, il est important que les femmes surveillent leurs saignements et signalent tout saignement anormal à leur professionnel de santé pour éviter les complications potentiellement graves.

Conseils pour la maman et bébé

Le post-partum est une période importante pour la récupération de la mère et le développement du bébé. Dans cette réponse, nous allons examiner les conseils pour la mère et le bébé pendant cette période.

Conseils pour la mère:
Après l'accouchement, la récupération peut être épuisante, il est donc essentiel de se reposer autant que possible. Pour ce faire, il est recommandé de dormir lorsque votre bébé dort et de demander de l'aide à votre partenaire, votre famille ou vos amis pour vous permettre de récupérer.

Une alimentation saine et équilibrée est également importante pour stimuler la production de lait maternel et accélérer la guérison. Pour y parvenir, assurez-vous de manger suffisamment de protéines, de fruits et de légumes frais, et de boire beaucoup d'eau.

Il est crucial d'être attentive aux signes de dépression post-partum, qui est une maladie courante qui peut affecter les nouvelles mères. Si vous ressentez de la tristesse, de l'anxiété, de l'angoisse, ou si vous avez des pensées suicidaires, il est essentiel de demander de l'aide médicale dès que possible.

De plus, il est important de reprendre progressivement l'exercice après l'accouchement pour renforcer les muscles et améliorer la circulation sanguine. Cependant, il est important de consulter votre médecin pour connaître les types d'exercices appropriés pour vous.

Enfin, il est crucial de prendre soin de votre corps pendant le post-partum en prenant des douches chaudes, en utilisant des coussinets d'allaitement pour éviter les fuites de lait, et en portant des vêtements confortables et amples pour éviter les irritations et les infections.

Conseils pour le bébé:

Les premières semaines de vie d'un nourrisson sont cruciales pour sa croissance et son développement. Les parents doivent s'assurer de nourrir leur bébé toutes les 2 à 3 heures pour éviter la déshydratation et la perte de poids excessive. Ils doivent également être conscients des signes de maladie, tels que la fièvre, le vomissement, la diarrhée et la perte de poids excessive, et consulter un médecin en cas de préoccupation.

Pour réduire le risque de mort subite du nourrisson, il est recommandé de placer le bébé sur le dos pour dormir, d'éviter de trop le couvrir et de maintenir une chambre à coucher fraîche et bien aérée. Les parents doivent également changer régulièrement la couche de leur bébé pour éviter les irritations et les infections cutanées.

En outre, les nourrissons ont besoin de contacts physiques réguliers pour se sentir en sécurité et se développer correctement. Les parents doivent donc tenir leur bébé contre eux, le caresser et lui parler doucement pour renforcer leur lien émotionnel.

Enfin, pensez à surveiller les signes de maladie, tels que la fièvre, le vomissement, la diarrhée et la perte de poids excessive. Consultez votre médecin si vous avez des préoccupations.

En conclusion, le post-partum est une période cruciale pour la récupération de la mère et le développement du bébé. En suivant ces conseils, vous pouvez aider à assurer que vous et votre bébé êtes en bonne santé et heureux pendant cette période. N'oubliez pas de demander de l'aide et des conseils si vous en avez besoin, et de prendre soin de vous et de votre bébé de manière holistique et bienveillante.

Printed in Great Britain
by Amazon